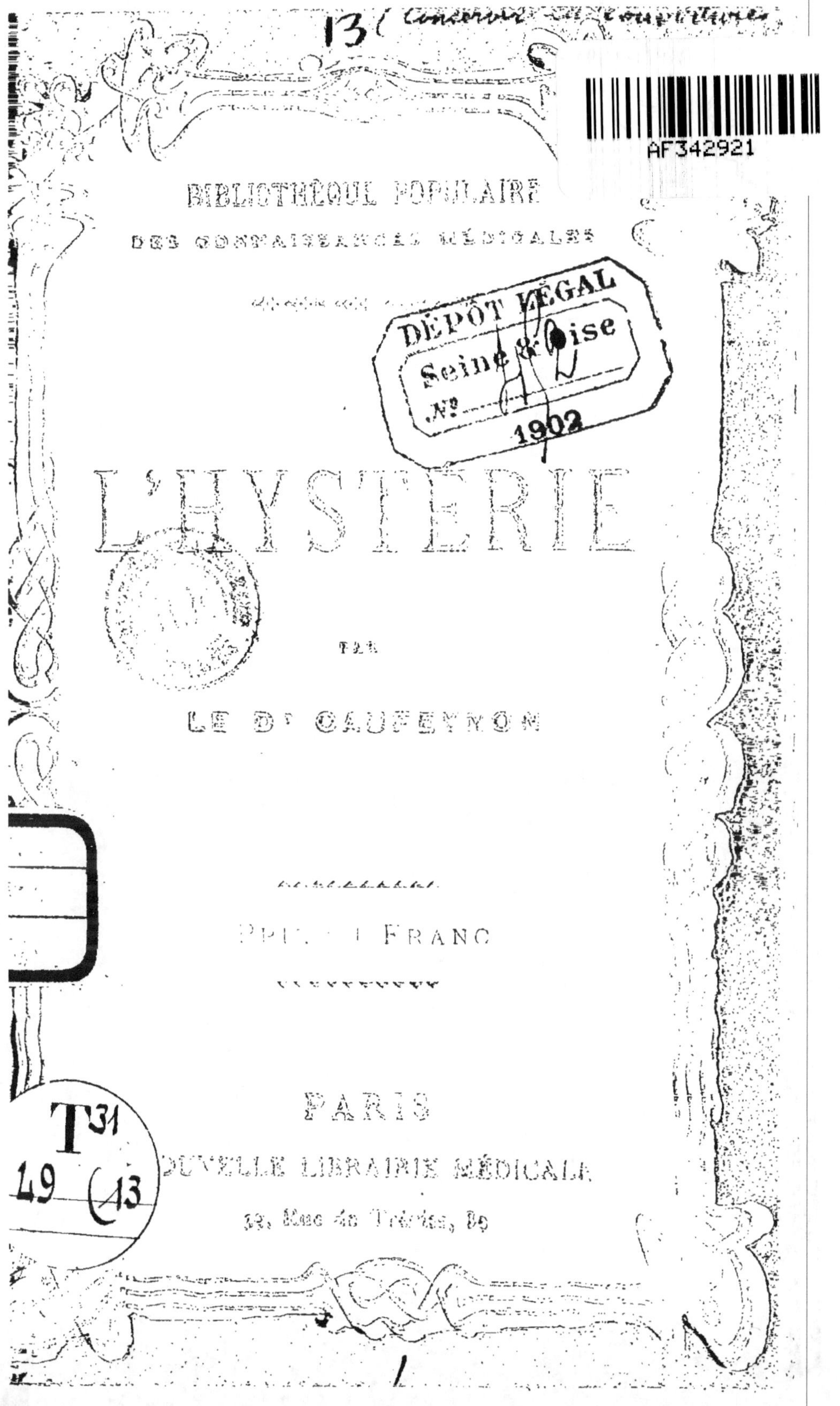

L'HYSTÉRIE

PAR

LE Dr CAUFEYNON

PRIX : 1 FRANC

PARIS

NOUVELLE LIBRAIRIE MÉDICALE

13, Rue de Trévise, 13

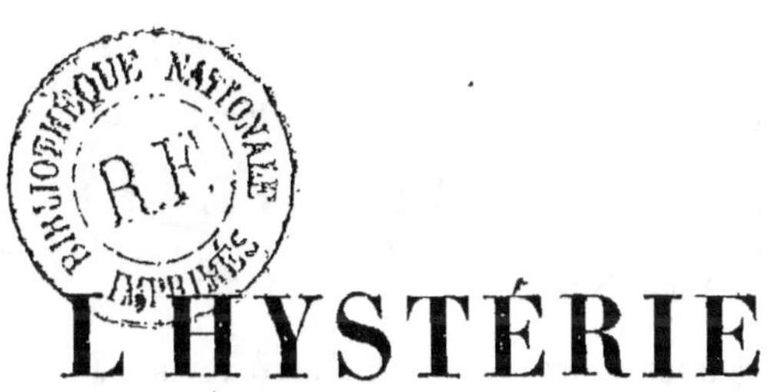

L'HYSTÉRIE

La Collection comprend :

Docteur CAUFEYNON

L'HYSTÉRIE

Causes

Troubles intellectuels — Exaltation mystique

Folie hystérique

PARIS

NOUVELLE LIBRAIRIE MÉDICALE

39, RUE DE TRÉVISE, 39

I

CAUSES GÉNÉRALES

Préjugés sur l'érotisme. — L'hystérie chez l'homme
Causes déterminantes. — Hérédité.

1

CAUSES GÉNÉRALES

Préjugés sur l'étiologie. — L'hystérie chez l'homme. Causes déterminantes. — Hérédité.

Parmi les préjugés qui ont joui d'une faveur générale et qui même de nos jours rencontrent encore quelque crédit dans le monde, c'est celui qui rapporte les causes d'hystérie à l'influence des organes génitaux; cette croyance date de loin.

Hippocrate croyait que l'hystérie naît de la continence, soit que les besoins des organes génitaux n'aient pas reçu satisfaction, soit que leur activité ait été anormalement surexcitée.

On admet encore volontiers avec Platon, que la matrice est un animal qui veut à toute force concevoir et qui entre en fureur s'il ne reçoit pas satisfaction. C'est pourquoi on a considéré l'hystérie comme une maladie honteuse.

C'est prêter à l'hystérie un appétit lubrique qu'elle n'a nullement; l'idée de perversité qu'on y attache est absolument fausse. Une constatation célèbre en démontre l'insanité.

Le Dr Grisolles, à l'autopsie d'une femme dûment hystérique, constata l'absence totale de la matrice et d'une partie du vagin!

Le Dr Sandras déclare, dans son *Traité des maladies mentales et nerveuses*, n'avoir jamais vu un cas d'hystérie amélioré par l'usage ou par l'abus des plaisirs vénériens. Les femmes hystériques, dit-il, ne sont pas plus disposées que les autres femmes à prendre une part active dans les rapports sexuels;

et dans bien des cas, en outre, on a vu le mariage, quand l'hystérie préexistait, apporter une véritable aggravation. Du reste, les veuves ne sont pas plus exposées à l'hystérie que les autres femmes.

Dans les maisons hospitalières, dit le Dr Legrand du Saule, on rencontre beaucoup plus d'hystériques parmi les femmes mariées ou vivant en concubinage que parmi les vierges.

Briquet, d'après les renseignements très exacts recueillis à Lourcine et à Saint-Lazare, arrive à cette conclusion que la moitié des filles publiques de Paris sont hystériques.

Le Dr Morel, dans son *Traité des maladies mentales*, s'exprime ainsi :

« ... Je puis affirmer que l'Erotisme et la Nymphomanie sont des exceptions au milieu des phénomènes pathologiques que j'ai observés chez les aliénés hystériques, et, alors même qu'un amour contrarié et non satisfait a été le point de départ des perturbations du système nerveux, on peut supposer que les tendances dont je parle impliquent des dispositions morbides différentes. Je tiens d'autant plus à faire ressortir ce fait, que l'on est généralement trop disposé à rattacher à l'absence de satisfaction du mariage, les troubles de l'ordre intellectuel et moral que nous décrivons. Mais il ressortira du fait que j'expose que la folie hystérique atteint également des jeunes impubères, des femmes mariées et celles qui ont dépassé l'âge critique. »

Le Dr Legrand du Saule explique ainsi les cas où l'hystérie se rencontre chez certaines femmes ardentes. — « Il peut advenir, mais dans des limites excessivement circonscrites, que des jeunes femmes dont les sens sont allumés par la lecture de livres obscènes, par des conversations dissolues ou par la vue d'images lubriques, présentent du côté de l'appareil sexuel une ardeur qui sollicite des désirs violents; dans ce cas, la privation de rapports physiques peut communiquer au cerveau où aboutissent toutes les sensations, une excitation pénible de laquelle naîtrait l'hystérie. Mais si cela est vrai dans quelques cas, les choses ne se passent pas habituellement ainsi. C'est ailleurs que dans la manifestation des besoins sexuels qu'il faut aller chercher les causes de l'hystérie; c'est dans le genre d'éducation, les émotions dépressives, dans les chagrins de différentes natures, c'est surtout et avant tout, dans la grande loi, si funeste, de l'hérédité nerveuse. »

« L'hystérie, ajoute cet éminent praticien, est par excellence une maladie du sexe féminin, c'est un point qui ne saurait soulever aucune contestation. » Ceci était écrit en 1883 ; douze ans plus tard, le Dr Voronof écrivait : « L'hystérie de l'homme, bien que connue depuis Lepois et Briquet surtout, a été bien mise en lumière par les recherches de Charcot, et Michaut a pu, d'accord avec le maître, soutenir que chez l'homme, l'hystérie est non seulement très fréquente, mais encore plus fréquente que chez la femme, et elle semble le devenir d'autant plus que nous savons mieux la reconnaître sous les divers aspects cliniques qu'elle affecte. Si le plus souvent c'est à la puberté que se manifestent les premiers symptômes de l'affection, assez souvent aussi c'est à une période tout autre que l'expérience. L'hystérie chez les jeunes fillettes et les petits garçons était déjà décrite depuis longtemps, mais sa fréquence semblait moins considérable qu'aujourd'hui. Cette hystérie infantile présente tous les symptômes de celle de l'adulte, mais est moins opiniâtre et plus facilement guérissable... D'autres fois, c'est à l'autre extrémité de la vie que l'hystérie semble débuter. »

Comme causes déterminantes, on doit citer les émotions vives, la peur; il faut y joindre l'influence de l'éducation, l'abus du merveilleux, les histoires de revenants et des croquemitaines, dont on épouvante les enfants, et les pratiques religieuses exagérées qu'on voyait dans les siècles précédents donner naissance à de véritables épidémies d'hystérie, l'influence de l'imitation, le rôle très certain des séances publiques d'hypnotisme et surtout les pratiques d'hypnotisme en guise de récréation. Toutes ces choses entraînent une déséquilibration du système nerveux telle que chez un sujet prédisposé l'hystérie ne tarde pas à se montrer.

« L'hérédité, a dit Esquirol, est la cause

prédisposante la plus ordinaire de la folie. »
Cet axiome peut s'étendre à toutes les névroses et particulièrement à l'hystérie. Les névroses se perpétuent de génération en génération; la folie engendre la folie, l'épilepsie provoque l'épilepsie; c'est l'hérédité directe.

L'hérédité peut être indirecte; d'après Georget, les femmes hystériques auraient presque toujours parmi leurs proches parents des hystériques, des épileptiques, des aliénés, des hypocondriaques, etc.

Voici un exemple saisissant d'hérédité rapporté par Legrand du Saule:

« Je vois depuis plusieurs mois une malade âgée de 28 ans, atteinte d'hystérie la mieux caractérisée. Cette jeune personne est nerveuse depuis longtemps; pour parler plus juste, elle l'a toujours été. Bien élevée et très instruite, musicienne de talent, Mlle X...

a eu une jeunesse assez accidentée. Elle a passé plusieurs années en Angleterre comme institutrice, puis est revenue en France, où d'habitude, lorsque l'état de sa santé le lui permet, elle donne des leçons de musique et de français.

Douée d'une impressionnabilité exquise, cette malade est remarquable par la mobilité de son caractère et de son humeur. L'intelligence est vive, le raisonnement assez droit; mais elle n'est pas capable de donner suite à un projet de longue portée. Placée dans la nécessité de subvenir elle-même à son existence, elle combine à merveille des plans de conduite assez compliqués, ourdit une intrigue avec habileté, mais change à chaque instant de vie.

Elle présente des manifestations qui révèlent l'hystérie grave, elle ressent de vives douleurs dans le dos et les reins, elle est

prise fréquemment de contracture de l'un
des membres inférieurs, qui rend la marche
souvent difficile et quelquefois impossible.
Plusieurs fois par semaine, même plusieurs
fois par jour, la malade a des attaques convulsives, dans lesquelles elle perd complètement connaissance. Ces attaques la surpren-
nent aussi bien dans la rue que chez elle, et
elle a maintes fois été, de ce chef, exposée à
des mécomptes.

Mlle X... dont nous avons capté la confiance, s'est décidée à nous faire sur sa famille et ses antécédents héréditaires, des ré-
vélations du plus haut intérêt.

Le père de notre malade est un musicien
de valeur et un compositeur de talent. D'un
caractère bizarre et emporté, il a toujours eu
une conduite excentrique et souvent déré-
glée. Marié à une jeune fille belle, intelligente
et instruite, il entretenait des maîtresses dès

les premiers temps de son union et poussait le dévergondage jusqu'à les introduire sous le toit conjugal. Il fut même surpris un jour en flagrant délit d'infidélité dans le propre lit nuptial, par un de ses fils, dont je parlerai par la suite, qui chassa ignominieusement hors du domicile de la famille la maîtresse de son père. M. X... allait jusqu'à faire la cour à l'une de ses propres filles qui repoussa toujours avec indignation ses odieuses avances.

Homme du monde, artiste apprécié, il est choyé dans la société à cause de ses manières polies, de son talent qui dissimulent fort bien la défectuosité de son caractère et le sans-gêne de sa morale.

J'ajoute, pour compléter le tableau, qu'ayant atteint l'âge de 67 ans et père à l'heure actuelle de trois enfants, il vient, ces temps derniers (il était veuf depuis longtemps) de contracter un nouveau mariage,

M. X... a eu quatre enfants de sa nouvelle
épouse, deux filles et deux fils — Les filles
d'abord! — L'une, la plus jeune de sa famille, est celle dont nous avons parlé plus
haut, c'est notre malade. L'autre, l'aînée de
ses frères, morte aujourd'hui, était hystérique comme sa sœur et à peu près au même
degré, d'une intelligence très médiocre et
d'une excessive irritabilité.

Quant aux deux fils, voilà leur doulou-
reuse et intéressante histoire: Le plus âgé
entre à 19 ans comme caissier chez un négo-
ciant. Il vole son patron et va être poursuivi,
lorsqu'on réussit à arrêter l'affaire. Placé à
nouveau dans une maison de commerce, il
séduit entre temps la maîtresse de son frère,
se remet à voler et est condamné aux galères
où il se trouve en ce moment.

Le deuxième, d'un caractère violent, placé
à 17 ans chez un commerçant, marche sur

les traces de son frère aîné, et commet un vol sans grande importance pour lequel il n'est pas poursuivi. Un jour, étant allé rendre visite à sa jeune sœur, il profite du moment où celle-ci le laisse seul dans sa chambre, pour la dévaliser et lui prendre son porte-monnaie. Il fit de sa blanchisseuse sa maîtresse et vécut plusieurs années maritalement avec elle; celle-ci meurt. Il lie alors des relations avec une femme de la plus basse extraction, finit par l'épouser et en a plusieurs enfants.

En résumé, dans cette malheureuse famille, le père et les quatre enfants ont été les victimes d'une organisation défectueuse du système nerveux. Chez le père, l'intelligence est vive, mais il existe une sorte de tare qui en fait un individu moralement vicié. Cette tare se transmet directement aux descendants; chez les fils, elle se traduit par l'absence de sens moral, la propension au vol et au libertinage; chez les filles, elle engendre l'hystérie, et, chez l'une d'elles, l'hystérie grave. On suit ici pas à pas, chez les collatéraux et les ascendants, les conditions génératrices de la névrose. »

D'après Briquet, on peut indiquer les principales causes de prédispositions hystériques comme suit:

1° Impressionnabilité augmentée de l'élément affectif du système nerveux, constituant le fond prédisposant à l'hystérie.

2° L'hystérie est manifestement héréditaire. Le quart des enfants qui naissent d'hystériques sont atteints de cette maladie.

3° L'hystérie peut exister chez l'enfant avant l'âge de la puberté; l'époque du maximum de sa fréquence est l'âge de 12 à 25 ans; au delà, l'invasion de l'hystérie est rare.

4° On trouve dans le développement des actions nerveuses, plus que dans celui des organes génitaux, les causes des aptitudes à l'hystérie.

5° Il n'y a pas de tempérament ni de disposition matérielle de la constitution qui prédispose à l'hystérie.

6° L'hystérie est plus commune dans les basses classes de la société que dans les classes aisées.

7° L'hystérie est presque aussi commune dans les campagnes que dans les villes.

8° Une éducation trop dure conduit plus à l'hystérie qu'une éducation trop douce. Le régime de vie dans lequel l'alimentation est insuffisante, conduit plus à l'hystérie qu'un régime trop succulent.

9° Les passions et les affections morales tristes sont les seules qui prédisposent à l'hystérie.

10° Les professions n'ont d'influence sur l'aptitude à contracter l'hystérie qu'en déterminant un affaiblissement général de la constitution, en faisant prédominer le système nerveux et en multipliant les occasions d'impressions pénibles sur ce système.

11° Les maladies des organes génitaux ne prédisposent pas beaucoup plus que celles des autres organes à contracter l'hystérie.

12° La continence ne dispose à l'hystérie que chez un très petit nombre de sujets chez lequel des circonstances particulières viennent exciter les organes génitaux, ou stimuler la portion du cerveau qui correspond à coordonner les actions de ces organes.

II

PHÉNOMÈNES HYSTÉRIQUES

L'hystérie sans attaques.
Hystérie simple. — La grande hystérie.
L'attaque à forme syncopale.
Extases.
Crises de nuages.

II

PHÉNOMÈNES HYSTÉRIQUES

L'hystérie sans attaques. — Hystérie simple. — La grande hystérie. — L'attaque à forme syncopale.— Extases — Crises de nuages.

L'*Hystérie sans attaque* est la plus commune. Les symptômes qui la constituent sont souvent fort légers. A l'impressionnabilité excessive, à la mobilité d'humeur, se joignent habituellement des fourmillements aux extrémités, des sensations de froid, des palpitations, des crampes et du spasme de la gorge, une sensation de boule qui, remontant de l'estomac jusqu'à la gorge, détermine un sentiment d'oppression et d'anxiété respiratoire et quelquefois des points douloureux en divers endroits du corps.

Les symptômes qui précèdent s'accentuent dans l'*Hystérie avec attaque simple*, et se compliquent à la suite d'une émotion, d'une contrariété, d'une douleur provoquée, d'une frayeur, d'un sentiment de joie ou de peine, d'une vive colère à la vue d'une attaque chez une autre malade, l'attaque apparaît.

Quelquefois l'attaque se développe subitement, plus souvent elle s'annonce par des prodromes qui durent quelques minutes ou plusieurs heures. C'est un indéfinissable malaise, un sentiment d'inquiétude générale, une émotion excessive, se traduisant par des pleurs ou des rires sans raison.

Le premier phénomène de la crise que l'on désigne sous le nom d'*Aura*, est une contraction, une douleur spéciale dont le point de départ est variable, mais qui le plus souvent siège à l'épigastre. La douleur épigastrique tend à gagner la gorge, la malade éprouve une sensation pénible de boule qui remonte de l'abdomen au larynx et produit un sentiment de strangulation, c'est ce qu'on nomme le second nœud de l'Aura. Viennent ensuite des palpitations, des sifflements d'oreilles, des battements à la tempe, comme des coups de marteau.

Au moment de la sensation d'étouffement la malade pousse un ou plusieurs cris et tombe. Mais il est à remarquer que la chute n'est pas aussi subite que dans l'épilepsie, la malade tombe où elle veut, la perte de connaissance étant rarement complète. La patiente, en effet, à la suite de sa crise, a d'ordinaire conservé le souvenir, au moins partiel, de ce qui s'est passé et l'on peut assez souvent mettre subitement fin à l'attaque en provoquant une émotion vive ou en menaçant par exemple d'une large ablution d'eau froide. Nous avons vu une femme sujette à des attaques d'hystérie et dont le mari en avait eu raison en lui administrant une maîtresse gifle. Depuis lors, la seule menace de cette correction avait le don de mettre fin à la crise. Cependant il est des cas où la perte de connaissance est absolue.

La phase de suffocation devient intense, le visage est rouge, les veines du cou gonflées, mais le visage garde son expression habituelle et n'est jamais hideux et repoussant comme chez l'épileptique. Les accidents convulsifs qui suivent se succèdent sans ordre, la malade se jette à droite et à gauche, le corps se fléchit puis s'étend, les membres exécutent des mouvements désordonnés. L'accès diminue, les mouvements cessent enfin, la malade recouvre entière connaissance et revient à l'état normal.

Souvent on voit pendant quelques instants une période intermédiaire à l'attaque. La malade se met à rire, d'un rire convulsif, fou, involontaire, d'autrefois son visage s'anime, les yeux deviennent expressifs, la figure respire la joie ou la terreur.

L'attaque convulsive ou la *grande hystérie*, est surtout caractérisée par les mouvements désordonnés qui surviennent après l'Aura. Ce sont des contractures qui produisent d'une manière presque constante une attitude toute caractéristique, les malades se raidissent, puis semblent chercher à exagérer encore cette extension, en se renversant la tête, en courbant le dos en arrière et en soulevant le ventre, elles ne portent plus sur le lit que par la tête et par les pieds, elles font le pont, suivant l'expression consacrée. Puis après ces contractures générales ou mêlées avec elles, ce sont des convulsions irrégulières sans

qu'un mouvement bien déterminé se répète,
la tête s'agite de côté et d'autre, les yeux
s'ouvrent et se ferment, la bouche grimace.
Tantôt les malades serrent les dents, mais
sans se mordre la langue, tantôt elles ouvrent
la bouche et poussent des cris. Les bras s'agi-
tent en tous sens, frappent au hasard sur les
objets environnants et sur la poitrine, les
poings s'ouvrent et se ferment alternative-
ment. Pendant ce temps la respiration est très
bruyante, irrégulière, les battements du
cœur sont précipités, le visage congestionné,
sans être cependant violacé comme dans les
accès épileptiques. Le calme se rétablit d'ordinaire assez brusquement, les malades restent quelques secondes comme étourdies,
elles se frottent les paupières, regardent avec
étonnement les personnes qui les entourent
et demandent ce qui vient de se passer.
Quand l'attaque a été de peu de durée, elles

réparent tout de suite le désordre de leurs vêtements et reprennent sans plus tarder leurs occupations.

Quand au contraire les convulsions ont été violentes et prolongées, elles éprouvent une grande lassitude qui les oblige à se reposer pendant quelques heures, mais elles ne tombent cependant pas dans l'état de sommeil profond qui succède habituellement aux accès épileptiques.

L'hystérie à forme syncopale, dit le Dr Janet, est moins fréquente; après une Aura analogue à la précédente, mais souvent beaucoup plus courte, les malades se sentent faiblir, elles s'évanouissent suivant l'expression commune et juste. Les malades n'ont pas de convulsions, elles restent immobiles, les yeux à demi clos, la tête branlante, les membres flasques. Tout au plus distingue-t-on quelques petites contractures dans les mains qui restent fermées, ou exécutent quelques mouvements rythmiques. Dans les attaques, la face est ordinairement pâle et non congestionnée, la respiration est ralentie. Le plus souvent cet état se prolonge peu, quelquefois il peut se transformer en un véritable sommeil plus ou moins long.

Les *extases*, sont un phénomène extrêmement fréquent chez les hystériques. « Depuis la rêverie vague, dit Paul Sollier, jusqu'à l'extase on peut observer tous les degrés. » Janet a décrit ce genre sous le nom de *crises de nuages*. Cette crise exprime, en effet, un état dans lequel tombent très souvent les hystériques.

« Dans mes observations, dit Sollier, j'ai employé leur expression propre, consistant à dire qu'elles *filent*, lorsqu'on les surprend le regard vague, fixe, immobile, ayant cessé tout travail, et qu'on leur demande, non pas ce qu'elles pensent, — car elles vous répondront invariablement: « Je ne sais pas, » — Mais où elles sont, il n'est pas rare qu'elles vous disent qu'elles « n'étaient pas sur terre, » qu'elles passent la moitié de leur existence sur terre et l'autre en dehors du monde et autres expressions analogues. Plusieurs ayant employé cette expression, *filer à la lune* ou de *filer* tout simplement, j'ai moi-même conservé cette expression qui fait image et qui ne dépeint que l'obscurcissement qui s'interpose à un moment donné entre le sujet et le monde extérieur, le passage d'un état à un autre. »

Il n'y a guère d'hystérique même peu touchées qui ne présentent ce phénomène de *nuage*. En voici des exemples cités par Sollier :

« Jeanne voit souvent tous les objets s'éloigner autour d'elle dans un brouillard, tout devient petit, et puis elle ne voit plus rien du tout à un moment donné. C'est alors qu'on la surprend immobile, le regard fixe, absorbée par une rêverie dont les bruits qu'on fait autour d'elle ne parviennent pas à la tirer. — Paul sent comme un voile sur tout le monde extérieur, et ce voile s'est épaissi de plus en plus à mesure que les crises se sont développées. — Yvonne finit par ne plus comprendre ce que l'on dit, quand elle entend causer pendant quelque temps; elle n'entend plus rien, ne voit plus rien, c'est comme un voile qui s'étend sur son esprit et son regard devient fixe et vague. Par moment elle s'engourdit, il lui semble que tout s'éloigne, se brouille, se rapetisse. »

Ce n'est autre chose, en somme, qu'une perte plus ou moins complète de la sensibilité, portant principalement sur la tête et par conséquent annihilant les sens, d'où cette impression d'éloignement et d'obscurcissement de tout.

Ce n'est encore qu'un somnanbulisme léger et fugace et ce qui le prouve, c'est l'action des procédés qui coupent court à cet état. En effet, si l'on veut tirer les sujets de cette manière d'être, il faut les secouer énergiquement, les interpeller vivement. Alors on les voit sursauter comme si on les tirait d'un sommeil ou d'un rêve, et tout interloquées elles ne savent que répondre, quand on leur demande ce qu'elles pensaient. (Voir notre volume sur le *Somnambulisme hystérique.*)

III

TROUBLES INTELLECTUELS

Impressionnabilité.
Caractère général de l'hystérique. — Kleptomanie.
Excentricités.
Perversion de goûts et de sentiments.
Exaltation religieuse. — Accusations mensongères.
Crimes imaginaires.
Les hystériques à l'hôpital. — Idées fixes.
Cas célèbre de fausse accusation.

III

TROUBLES INTELLECTUELS

Impressionnabilité. — Caractère général de l'hystérique. — Kleptomanie. — Excentricités. — Perversion de goûts et de sentiments. — Exaltation religieuse. — Accusations mensongères. — Crimes
imaginaires. — Les hystériques à l'hôpital. —
Idées fixes. — Cas célèbre de fausse accusation.

L'hystérie dans son premier degré est caractérisée par une impressionnabilité excessive, une irritabilité puérile, les facultés intellectuelles sont à peu près intactes, le caractère seul est plus ou moins modifié. L'hystérique est en général égoïste, fort préoccu-
pée d'elle-même, désireuse d'attirer l'attention sur elle-même et sur ses faits et gestes,

de ceux qui l'entourent. Facilement irritable, elle a des colères sans raison et aussi des joies sans motifs, elle éprouve un continuel besoin de querelle, de chicane, qui rend souvent la vie difficile à son entourage. Elle est d'une remarquable versatilité dans les idées et les sentiments. Elle éprouve des sympathies et manifeste des antipathies aussi soudaines qu'irréfléchies. Elle est incapable d'une attention longtemps soutenue et manque de suite dans les idées. Sa volonté est indécise, capricieuse, fantasque. C'est ce que l'on est convenu d'appeler une femme nerveuse, un esprit mal équilibré.

Au deuxième degré, les choses sont plus sérieuses; ce sont bien les mêmes symptômes, mais plus prononcés. Friande d'esclandre, elle se complaît alors dans la médisance et vise aussi bien les parents, les amis que les étrangers. Elle n'épargne même pas la ca-

lomnie et va quelquefois jusqu'à la dénonciation. Elle ne recule pas devant le faux té-
moignage, prête de faux serments ou écrit
des lettres anonymes. A ce degré l'hystérie
présente de réels dangers, car bien souvent
les étranges affirmations de la femme vont
se dénouer en cour d'assises.

Parmi les faits défectueux qu'on peut mettre sur le compte de l'hystérie, est le vol,
désigné sous le nom de *Kleptomanie*. Des
femmes ou des filles bien élevées, n'ayant jamais été compromises judiciairement, vivant
dans l'aisance ou ayant de la fortune, com-
mettent des vols qui jurent avec tous les précédents. Elles n'ont nul besoin des objets
dérobés et ne sauraient même pas s'en servir.
On a remarqué que ces femmes sont arrivées
presque toutes à l'âge critique et que les per-
tes internes ont déterminé chez elles un certain degré d'affaiblissement général et fait

ainsi naître ou réveiller des accidents hystériques.

Il est à remarquer que chez la voleuse de
profession, il y a l'excitation préalable et la
satisfaction du succès; chez l'hystérique, il y
a au contraire un contentement très médiocre du fait accompli, parce que l'intelligence
est troublée ou débile et le vol lui-même n'est
qu'un épisode au milieu des manifestations
maladives que présente la voleuse.

Le D Legrand du Saule dit qu'on doit comprendre que bien des existences chez les hystériques sont émaillées d'actes excentriques,
semées d'aventures imprévues, en un mot assez mouvementées pour faire pâlir les créa-
tions des romanciers les plus inventifs, et cela
en ne perdant jamais de vue que le défaut
d'équilibre dans les facultés intellectuelles
est la principale caractéristique de l'état
mental de ces malades; que leur volonté sans

cesse défaillante est impuissante à réfréner des impulsions passionnelles aussi multiples que soudaines.

L'observation suivante est à cet égard des plus significatives :

Une jeune fille, vers l'âge de puberté, avait éprouvé des accidents hystériques et s'était fait remarquer par un penchant très accusé de vol. Sa famille crut bien faire en développant chez elle des sentiments religieux extrêmement prononcés et l'on vit bientôt Mlle X... tomber dans une dévotion exaltée.

A 20 ans, elle entra comme novice dans un couvent cloîtré. Au bout de 6 mois, elle présenta des phénomènes les mieux accusés de l'hystérie confirmée, devint querelleuse, fantasque, vaniteuse, trompa la confiance de tout le monde, inventa mille récits mensongers, qui donnèrent lieu à des événements très désagréables pour la communauté, écrivit des lettres anonymes, dénonça un prêtre comme l'ayant violée, simula en faveur du couvent une donation entre vifs et s'évada.

Réintégrée dans la maison paternelle, lisant des romans presque constamment, tenant des propos déplacés et affectant dans la rue une attitude provocante, elle fit le tourment de sa famille, qui, pour s'affranchir d'une responsabilité, devant laquelle elle commençait à reculer, prit la résolution de la marier.

Les deux premières années de cette union ne furent troublées en rien, et le bonheur semblait avoir répondu aux vœux des parents; mais après deux couches successives, la jeune femme se mit à boire de l'eau-de-vie, à battre son mari et ses domestiques, à voler dans les magasins, à fréquenter des filles de joie. Une séparation amiable intervint entre les époux et l'on songeait sérieusement à un

internement dans une maison de santé, lorsque tout à coup cette malheureuse disparut.

On apprit plus tard qu'un voyageur de
commerce séduit par son éclatante beauté
l'avait emmenée à l'étranger, qu'elle y avait
mené l'existence la plus honteuse, qu'elle
avait été condamnée à 6 mois de prison pour
guet-apens et tentative de meurtre non suivis
d'effets, et après avoir trouvé des ressources
dans la prostitution, elle avait fini par mou-
rir infectée de syphilis, sur un lit d'hôpital,
âgée de 27 ans.

Un des cas les plus remarquables est celui
d'une hystérique très connue en France sous
le nom de la Glossen. Cette malade a pu trom-
per pendant plus de dix années les magistrats
les plus expérimentés, induire en erreur un
grand nombre de médecins, mystifier sans
cesse l'autorité, donner lieu aux aventures
les plus inattendues et passer alternative-

ment de la maison d'arrêt à l'hôpital d'aliénés, de cet hôpital à la prison et de la prison
à la maison de force. Sa vie n'a été qu'un
long enchaînement de péripéties extraordinaires, d'épisodes dramatiques et de simulations aussi variées qu'habiles. Tour à tour
selon les besoins de la cause, calme ou fu-
rieuse, folle, muette, hallucinée, possédée du
diable, faible d'esprit ou rhumatisante, men-
teuse, faux témoin ou voleuse, la Glossen a
fait preuve de l'énergie la plus rare, de l'ef-
fronterie la plus inouïe et de l'intelligence la
plus souple.

Voici maintenant un exemple de troubles
causés par la perversion des goûts et des sentiments affectifs chez une petite fille de 7 ans :

Le Dr Prichard fait mention du fait :

« L'enfant comptait dans sa famille plusieurs membres atteints d'aliénation men-
tale, elle était douce, très intelligente, et bien

que réputée très nerveuse, elle avait fait la
joie de ses parents. Tout à coup elle devient
grossière, irritable et refusa toute espèce de
nourriture. On la vit préférer le sol humide
au lit, rechercher les crudités, mangeant des
excréments, buvant son urine, frappant les
personnes qui l'entouraient, se réjouissant
du mal qu'elle avait fait. Cet état dura deux
mois.

On a vu dans un ordre d'idées différent,
mais sous l'influence de l'hystérie également,
une aberration transitoire chez une jeune
fille d'une piété exaltée!

Observation du Dr Cordieu .

Une jeune fille bien née, pour se punir du
péché d'orgueil et ne se laissant pas convain-
cre par les conseils d'un directeur éclairé,
qui combattait ses scrupules exagérés, quitte
un jour la maison paternelle, change ses ha-
bits pour des haillons de chiffonnière, se pro-

cure des attributs de son nouveau métier et l'exerce pendant toute une semaine dans les rues de Paris.

Le Dr Brouardel donne une observation sur une cause d'accusation particulière où la léthargie est mise en cause :

« Le nommé T... était inculpé d'avoir au commencement de février 1885, pendant que la demoiselle Adèle G... âgée de 23 ans était en proie à une crise d'hystérie, commis sur elle le crime de viol.

La fille G... déclarait qu'à cette époque, comme elle était prise de convulsions, T..., qui se trouvait à la maison, seul avec elle, l'a emportée dans sa chambre et l'a placée sur un matelas, où elle est restée 4 à 5 heures sans connaissance ; que deux mois après elle a ressenti des maux de cœur et s'est aperçue qu'elle était enceinte ; qu'alors T... lui a avoué avoir eu des relations intimes avec elle.

—La demoiselle G... ajouta qu'elle n'a jamais eu de relations sexuelles avec personne, si ce n'est à son insu avec T... »

Après information Brouardel donne le résultat de son expertise :

« Les indications qui suivent sur le caractère et l'origine des accidents nerveux auxquels cette jeune fille serait soumise, nous sont fournis par la mère d'Adèle G... et par elle-même.

Le premier accident, suivi de perte de connaissance, daterait du mois de mai 1883. La jeune fille venait de perdre son père, elle serait tombée inanimée sur le sol. Le lendemain elle aurait eu au cimetière une *attaque de nerfs* qui aurait duré 8 heures environ.

Un mois après, elle serait retournée au cimetière et aurait eu une nouvelle attaque analogue à la première.

Depuis cette époque (juin 1883) jusqu'à ce

jour (2 janvier 1885), elle aurait eu des attaques à des intervalles très variables quelquefois tous les trois ou quatre mois, quelquefois tous les deux mois. Les attaques ne coïncidaient pas avec les époques menstruelles.

Les attaques présentaient un type invariable, les caractères en sont reproduits d'après les renseignements fournis par la mère de la fille et le certificat du docteur M…

Le plus souvent, la malade éprouvait une sensation de boule remontant de l'épigastre au larynx, accompagnée d'une oppression assez vive, la malade avertie par cette sensation avait presque toujours le temps de s'asseoir; quelquefois le début était si brusque que la malade tombait.

A ce moment, d'après la mère, la bouche se tord, les yeux se convulsent en haut et en dehors, les dents grincent, les bras et les jambes s'allongent avec force, les doigts se ferment, les muscles sont agités de petits mouvements convulsifs. Puis survient une violente agitation; la malade se redresse, s'agite, se débat, mord, déchire et arrache tout ce qui l'environne; fait l'arc de cercle, la tête et les pieds reposent seuls sur le plan du lit; crie avec force: Ces phénomènes cessent; la malade s'assied sur son lit, regarde autour d'elle, son visage exprime l'effroi, les yeux hagards grands ouverts. Enfin elle tombe anéantie...

D'une façon générale, la totalité de la crise dure de quatre à six heures; dans tous les cas la deuxième période d'anéantissement ou de léthargie, forme à elle seule, en tant que durée, plus des deux tiers de l'accès. La malade revient à elle, disant ne se souvenir de rien.

Ces renseignements fournis par la mère

de la jeune fille reproduisent si fidèlement l'une des formes des attaques hystériques, qu'il y a grande présomption qu'ils soient conformes à la vérité.

Le Dr Brouardel conclut ainsi:

Il est possible que pendant la phase léthargique la demoiselle G... ait subi, sans en avoir conscience, des rapports sexuels. Nous ne pouvons, évidemment, dire que le fait s'est passé ainsi que le rapporte la demoiselle G..., nous *dirons seulement* qu'il est possible qu'il se soit passé ainsi. »

L'accusation tombe aux assises mêmes, devant les dépositions des témoins affirmant l'existence de relations intimes depuis long-temps établies entre Adèle G... et l'inculpé.

Le fait le plus frappant chez l'hysté-rique est la mobilité, passant d'un jour à l'autre, d'une heure ou d'une minute à une autre, avec une incroyable rapidité, de la joie à la tristesse. « Les hystériques se comportent, dit Brichet, comme des enfants que l'on fait rire aux éclats, alors qu'ils ont encore sur la joue les larmes qu'ils viennent de répandre. »

Huchard a fait des hystériques réunies dans un service d'hôpital, un tableau exact et vrai :

« Elles se recherchent volontiers, mais elles deviennent vite jalouses entre elles, ourdissent de petits complots les unes contre les autres, portent l'esprit de dénonciation jusqu'à s'accuser des moindres faits; puis leurs amitiés éphémères, sitôt mortes que nées, elles se séparent bien vite et se querellent ou se disputent pour les motifs les moins sérieux. Comme elles sont exposées entre elles à une sorte de contagion ou d'imitation nerveuse, on les voit organisant de mesquines conspirations d'indiscipline ou de rébellion. On les voit encore toutes prises d'un fou rire, d'un homme qui passe, de la pluie qui tombe, d'une mouche qui vole, puis ce sont des récriminations, des reproches, des lamentations, des larmes sans fin. Dans un service renfermant des épileptiques et des hystériques, on reconnaît souvent celles-ci par l'habitude qu'elles ont de mettre des fleurs au chevet de leur lit, de s'orner la tête de rubans, de porter des cravates de couleurs éclatantes, et comme il est dit que tout est contraste dans leur caractère ou leur manière d'être, il est intéressant de les voir avec ces parures et ces fleurs sur la tête, marcher par une pluie battante, à l'approche de leur délire, où de leurs accès convulsifs, pieds nus, les vêtements en désordre et les cheveux au vent. »

A la mobilité habituelle des impressions chez les hystériques, il est curieux d'opposer

la constante persévérance, la fixité invariable avec laquelle, par une contradiction sin-
gulière, elles reviennent toujours à une
même idée qu'elles ont imaginée tout d'abord
et à laquelle elles s'attachent, sans vouloir
en démordre.

Lasègue a dit que: « Ces idées fixes qui
constituent une sorte de catalepsie de l'intelligence, peuvent donner lieu à différents accidents chez les hystériques; ainsi nous
avons vu que certaines malades refusent
toute alimentation, non pas seulement parce
qu'elles ont perdu la sensation de la faim,
mais aussi parce qu'elles s'imaginent que le
travail digestif détermine des douleurs trop
vives. Une autre se condamne à un mutisme
absolu et elle reste ainsi muette pendant des
mois; une troisième remarque que la marche
et la station provoquent une sensation dou-
loureuse, et alors, elle les évite, elle a résolu

de ne plus marcher pendant une année; une hystérique tient les yeux fermés pendant des heures, des journées entières. Elles ont décidé ainsi, pendant des mois et même des années, de ne plus vivre de la vie commune; presque calmes et indifférentes au milieu des émotions ou des tristesses de leur entourage; celui-ci a beau prier, supplier, insister, l'excès d'insistance appelle l'excès de résistance... » C'est une perversion de la volonté, elles ne veulent pas aujourd'hui ce qu'elles voulaient hier, elles veulent ce qu'elles ne devraient pas vouloir. Vous les voyez concevoir de grands projets, prendre de belles résolutions, elles vont travailler, elles travaillent déjà avec ardeur; sur votre conseil elles abandonnent la lecture du roman qui les absorbait encore tout à l'heure, elles renoncent à la vie contemplative, à la manie si fréquente d'écrire, de faire des vers; elles se livrent à des travaux manuels et s'occupent des travaux de la maison, en un mot, tout marche à souhait pendant quelques jours... quand aussitôt s'éteint misérablement ce trop beau feu de paille, quand tout à coup s'écroule cet échafaudage trop fragile de grandes promesses. Le travail suppose un effort persévérant de volonté, elles sont bien pour un jour capables de cet effort, mais elles ne peuvent y persévérer ; aussi ne sont-elles pas travailleuses et se plaisent-elles à vivre le plus communément dans une insouciante oisiveté. »

L'hystérique ment sans but, sans raison, pour le plaisir, c'est dans le mensonge, le culte de l'art pour l'art.

Le D*r* Chomel, qui ne voulait plus s'occuper des hystériques parce qu'il avait été souvent trompé par elles, aimait à rappeler l'histoire suivante :

Une malade entre dans son service, présentant des phénomènes nerveux dont la bizarrerie et l'étrangeté l'intéressent vivement; il rédige soigneusement son observation, prend des notes, reste près d'elle plusieurs heures, puis quand l'interrogatoire lui semble épuisé, il lui demande si elle n'a plus rien à lui dire : — « Oui, monsieur, dit-elle, c'est que de tout ce que je vous ai conté, il n'y a pas un mot de vrai. »

Le besoin de mentir et surtout celui d'attirer l'attention est mis en lumière dans toute son horreur dans la célèbre affaire la Roncière, relatée par le Dr Legrand du Saule.

En 1834, le général baron de M... commandant en chef à l'école de Saumur, habitait cette ville avec sa famille, composée de sa femme, encore jeune et belle, de deux enfants, un petit garçon et une fille, Marie, âgée de 16 ans, celle-ci fut l'héroïne du terrible procès qui suit :

Parmi les officiers de l'école qui assistaient aux réceptions de M. de M... se trouvait un lieutenant de lanciers, âgé de 30 ans, Emile-Clément de la Roncière, fils d'un lieutenant-général, mais que des incartades de jeunesse avaient brouillé avec sa famille.

Marie de M... se plaignit un jour à ses parents que le jeune lieutenant, placé à côté d'elle à dîner, lui eût tenu ce propos inconvenant: « Vous avez, mademoiselle, une mère charmante, mais vous êtes bien malheureuse de lui ressembler si peu! »

Déjà, depuis quelque temps, une pluie de lettres anonymes tombait dans l'hôtel, les unes contenaient des déclarations d'amour pour Mme de M... les autres des outrages et des menaces pour sa fille. A Paris, l'année précédente, Mme de M... en avait reçu de semblables, mais n'en avait pas tenu compte. Bientôt il en vint de signées avec

des initiales si transparentes (E. de la R.) que
Mme de M... avertit son mari.

En même temps une lettre de la même
écriture parvenait à un autre officier reçu
chez le général, M. d'Est... et, supposant une
intrigue entre lui et la jeune Marie, l'enga-
geait à compromettre celle-ci en remettant à
sa mère un billet en forme de déclaration
d'amour signée Marie de M... et contenu
dans la lettre anonyme.

Enfin, M. de M... se vit contraint de refu-
ser sa porte au lieutenant de la Roncière,
lorsque tout à coup l'hôtel du général fut le
théâtre du plus dramatique des événements.

A deux heures du matin, la gouvernante de
Marie de M... entendant des plaintes dans
la chambre de sa maîtresse, y pénètre et la
trouve étendue sur le carreau, en chemise,
tachée de sang, un mouchoir autour du cou
et une corde autour de la taille. La jeune

fille raconte qu'un homme, reconnu par elle pour être le lieutenant de la Roncière, malgré le morceau d'étoffe qui lui cachait le visage, avait pénétré dans sa chambre en brisant un carreau, l'avait terrassée, et après avoir inutilement essayé de la violer, l'avait frappée de coups de couteau dans les parties les plus secrètes.

Les parents avertis seulement le lendemain, tinrent secret l'attentat, il est à noter que deux jours après ses blessures, Marie de M... dansait dans un bal, et trois mois après un médecin commis par la justice ne put constater qu'une cicatrice à peine visible de trois lignes de longueur et d'une ligne de largeur.

Cependant la famille de M... continue à recevoir des lettres signées E. de la R... dans lesquelles le signataire se vante de son crime dans les termes les plus odieux. Marie sort un jour de son cabinet de toilette, tenant un billet anonyme plein de menaces pour les siens qu'elle vient d'y trouver.

Elle tombe en proie à des spasmes nerveux effrayants, elle a des hallucinations: « homme rouge!... le papier!... on assassine mon père et ma mère!... s'écrie-t-elle. Dès lors, le parquet est saisi de l'affaire.

Le lieutenant de la Roncière est emprisonné, et pourtant, fait incompréhensible, des lettres signées de lui parviennent à sa victime.

L'instance criminelle s'engage; le lieutenant, défendu par M⁰ Chaix d'Est-Ange, les parents de Marie se sont portés partie civile et leur cause est soutenue par Odillon Barot et Berryer.

Le défenseur de l'accusé, s'appuyant sur les expertises, conclut que les lettres anonymes ont été l'œuvre de Marie et qu'il n'y a pas eu d'attentat, sinon dans l'imagination de la jeune fille en proie à une névrose étrange sans doute, mais certaine.

Le fait suivant, révélé par l'instruction, prouvait que la jeune fille n'en était pas à son coup d'essai en fait d'inventions aussi mensongères que romanesques. Un jeune homme, vêtu en bourgeois, qui se tenait sous les fenêtres de l'hôtel de M... ayant applaudi d'une façon inconvenante un morceau de musique joué au piano par Mme de M..., la jeune Marie avait annoncé peu après, avec une émotion profonde, qu'elle venait de voir cet homme se jeter dans la Loire; puis des bateliers l'avaient repêché privé de sentiment et rappelé à la vie. Cette tentative de suicide fut reconnue fausse, elle avait été suivie de deux lettres d'amour anonymes à Mme de M... par le noyé.

Ainsi Marie de M... était atteinte d'une maladie nerveuse qui la poussait à inventer des histoires, à se croire, à se dire, victime d'attentats imaginaires.

Cette affection que le célèbre avocat déclarait indéfinissable en 1835, tout en attestant sa réalité, on la connaît aujourd'hui, c'est l'hystérie!

Par malheur, l'opinion publique était tout à fait prévenue contre le malheureux accusé et émue de pitié en faveur de sa prétendue victime.

Le jury, subissant un courant d'opinion, déclare le lieutenant de la Roncière coupable de tentative de viol, la Cour condamna cet infortuné à dix ans de réclusion.

M. de la Roncière fut réhabilité en 1849.

Les exemples sont nombreux d'hystériques s'accusant de crimes imaginaires, entourant leur récit de luxe de péripéties, de détails propres à égarer la justice. Telle

cette jeune fille qui se dénonce et s'accuse
d'avoir tué un jeune homme sur le bord
d'une pièce d'eau, où il est ensuite tombé.
On ne retrouve pas le cadavre; pourtant le
procès allait commencer, lorsque grâce à
l'intervention officieuse d'un médecin fami-
liarisé avec les simulations de cette nature,
les magistrats acquièrent la certitude qu'il
s'agissait d'une hystérique et d'une histoire
forgée par elle de toutes pièces.

Si chez beaucoup d'hystériques on relève
beaucoup d'aventures galantes, il ne faut pas
croire pour cela que l'appétit vénérien soit
plus exalté chez elles, bien au contraire, les
désirs sont souvent nuls. Mais c'est un besoin d'aventures où les poussent leur caractère romanesque, leur insupportable besoin
d'émotion et leur incessante recherche de
l'imprévu qui les entraîne. Les hystériques
ont, comme elles le disent, des *toquades*, des

entraînements passionnels aussi irrésistibles que peu durables.

Mais cependant il faut faire une exception où l'hystérie se complique de nymphomanie.

Le Dr Guéneau de Mussy a démontré que l'hystérie éclate parfois au moment de l'âge critique. Dans ce cas, les femmes présentent certaines excitations génésiques, elles sont libres dans leur langage, employant des mots expressifs pour peindre leurs sensations, et l'on voit souvent dans les hôpitaux comme dans la clientèle, des femmes qui éprouvent un singulier plaisir à se faire sonder tous les jours, pendant des semaines entières, ou encore d'autres malades qui simulent une affection de matrice et qui viennent sans cesse consulter le médecin pour réclamer des examens au spéculum.

IV

EXALTATION MYSTIQUE
CONTRACTURE

Hystérie locale. — Influence de l'imagination sur la
guérison des contractures.
Les guérisons miraculeuses scientifiquement
expliquées.
Influence de la volonté.
Observations.

IV

EXALTATION MYSTIQUE
CONTRACTURE

Hystérie locale. — Influence de l'imagination sur la guérison des contractures. — Les guérisons miraculeuses scientifiquement expliquées. — Influence de la volonté. — Observations.

Parmi les phénomènes psychiques les plus remarquables qu'on observe chez les hystériques, on a depuis longtemps signalé les effets surprenants, étranges, produits chez elles par les émotions morales vives. En vertu de sa remarquable impressionnabilité, de la vivacité de sa réaction, l'hystérique, même celle dont les facultés sont modérément touchées, est susceptible de se laisser émouvoir d'une façon particulière par les spectacles, la mise en scène et de subir avec une intensité particulièrement remarquable, les sentiments de frayeur, de joie, d'espérance, dont on provoque habilement chez elle, l'éclosion. L'hystérique est un sujet habilement préparé pour les miracles et les guérisons dites surnaturelles.

Briquet a dit: « — Une malade présentant à un degré plus ou moins prononcé les différents phénomènes de l'hystérie, est atteinte d'une contracture ou d'un de ces mille phénomènes d'hystérie locale, chez cette malade le trouble psychique n'est pas encore profond, mais il existe chez elle cet état d'impressionnabilité, de surexcitation habituelle, d'émotivité facile, qui caractérise l'état mental des hystériques du 2ᵉ degré. Vienne alors une de ces mille circonstances qui frappent le système nerveux avec d'autant plus d'in-

tensité que celui-ci est plus prédisposé à
réagir contre le choc, et l'on verra subitement disparaître des accidents qui souvent
résistaient à l'emploi des plus puissants
moyens thérapeutiques.

Exemple: — Une jeune fille de mes salles,
dit Briquet, était atteinte d'une contracture
hystérique, à force de soins on finit par la
mettre en état de se tenir sur ses pieds. Un
jour on lui apprend qu'une personne qui lui
était chère, était arrivée à Paris. Elle demande la permission de sortir, qui lui est
accordée d'autant plus facilement qu'on est
persuadé qu'elle ne pourra pas en profiter.
Point du tout, la sortie a lieu, et cette fille
qui ne pouvait pas faire quatre pas dans la
salle, a été, de la Charité au pont d'Auster-
litz, y trouver la personne qui l'attendait.
Elle marche de cette manière pendant
huit jours, puis à l'occasion d'une mauvaise

nouvelle, elle perdit de nouveau l'usage de ses jambes pour le recouvrer ensuite. Après un certain nombre d'alternatives, elle finit par guérir complètement.

Les Drs Bourneville et Voulet qui se sont spécialement attachés à l'étude de la contracture hystérique, observent ceci : « Tous les médecins qui se sont occupés d'une manière scientifique des maladies du système nerveux, connaissent le rôle important que joue l'imagination, soit dans la production, soit dans la transmission de ces maladies. Ici, un seul point nous intéresse, l'action exercée par l'imagination sur la guérison. Elle est incontestable, plusieurs de nos malades en fournissent la preuve.

Dans les faits réputés miraculeux et analysés par nous, il est arrivé maintes fois que les malades, persuadées qu'elles obtiendraient un soulagement à leurs maux en se rendant sur le tombeau de tel ou tel saint, parvenaient à se lever du lit où elles étaient confinées depuis des mois ou des années et à marcher à l'aide de béquilles. L'intervention seule de la volonté avait suffi pour produire une amélioration et cette amélioration les préparait encore davantage à subir l'influence de leur imagination exaltée.

Les malades choisissent pour leur pèlerinage un jour spécial, souvent celui de la fête du saint. Toutes leurs idées, toutes leurs espérances étaient dirigées vers ce jour auquel seulement le saint secourable devait miraculeusement guérir leurs souffrances. Naturellement l'excitation du corps et de l'esprit croissant avec la foi, arrivait en ce jour à son point culminant. — Et dans le bon vieux temps, la croyance superstitieuse aux reliques, agissait de la même façon que le fameux zouave guérisseur. »

Toutefois, le contact des reliques, l'action de se coucher ou de se frotter sur les tombeaux, pas plus que le zouave, à tous les croyants, ne procurent la guérison. Parfois on a vu se produire un amendement même considérable; d'autres fois, il n'y avait aucun changement dans la condition du malade. Naturellement, les gens qui tiraient profit de la crédulité publique, avaient grand soin de tenir les insuccès cachés.

A l'influence que l'imagination accordait aux tombeaux et aux os des saints, substituez une émotion morale vive, une peur, une réprimande, vous aurez le même résultat. Barwel appliquait à ses malades atteintes de contractures hystériques, un séton filiforme et leur persuadait que la disparition de la maladie coïnciderait avec celle du séton. L'imagination de la malade était frappée, l'esprit tout entier était attaché à la surveil-

lance de la petite plaie et souvent, grâce à ce
subterfuge, le médecin anglais obtenait des
cures définitives.

Axenfeld, dans son livre « Des Névroses »
a dit: « L'influence de la volonté et surtout
de l'imagination, influence toute morale sin-
gulièrement puissante, et par laquelle s'ex-
pliquent tant de guérisons inattendues, dont
bon nombre est attribué à la vertu de quelque recette ridicule ou à l'intervention d'un
pouvoir surnaturel. »

La piété exagérée, la dévotion sans borne,
aboutissant finalement à l'extase, constituent une des variétés de l'état mental des
hystériques. Ce sont alors des désordres psychiques graves qui avoisinent de bien près
la folie.

« Bien des saintes et des bienheureuses,
dit Legrand du Saule, n'étaient autre chose
que des hystériques. Telles qu'Elisabeth de

Hongrie (1207), sainte Gertrude et sainte Brigitte, sainte Catherine de Sienne (1347), sainte Thérèse, Mme de Chantal (1752), et plus récemment, la célèbre Marie Alacoque et la fameuse Marie Kœrl en Cyral, enfin Louise Lateau, etc., etc. »

Brown-Séquart a rapporté ce cas curieux d'extase:

« En 1851, je fus appelé par un commissaire de police à m'assurer s'il y avait maladie ou simulation chez une jeune fille de 21 ans qui était en apparence atteinte d'extase une fois par semaine. Tous les dimanches où la cloche de Saint-Sulpice commençait à sonner, à 8 heures du matin, cette jeune fille montait sur le rebord courbe et poli du pied du lit en noyer, et elle y restait debout sur la pointe des pieds jusqu'à ce que la même cloche sonnât à 8 heures du soir. Elle s'y tenait dans l'attitude de la prière, la tête un peu renversée en arrière, les yeux grandement ouverts regardant en haut, et elle adressait à la Vierge des invocations à haute voix.

A première vue, il était évident que toute simulation était d'une impossibilité absolue et que cette fille était atteinte d'extase causée par une exaltation religieuse et que si sa mère faisait entrer dans cette chambre des personnes payant pour être témoins de ce miracle, il n'y avait point tromperie de la part de la jeune fille.

Le commissaire de police cependant désirait qu'une expérience au moins fût tentée pour s'assurer de l'état de la sensibilité chez cette malade. Je fis venir deux de mes élèves, et, les ayant placés de manière à supporter la malade si elle tombait, je lui appliquai deux ou trois chocs électriques violents sur un des côtés de la face. Il y eut comme on le pense bien, une contraction énergique des muscles de la face du côté correspondant, mais rien ne changea dans l'attitude des diverses parties du corps de la malade. L'articulation des sons fut un instant troublée, mais les mêmes prières continuaient d'être émises à haute voix.

J'employai le même courant sur la face du commissaire qui montrait encore du scepticisme, il jeta un cri et reconnut un peu tard, qu'incontestablement il n'y avait pas de simulation chez cette fille.

Je n'ai guère besoin de dire que cette jeune fille, était obligée de garder le lit presque toute la semaine, après chacun des dimanches nombreux où elle était soumise à une attaque de l'espèce décrite. Elle était dans un état d'épuisement extrême et presque incapable, pendant plusieurs jours, de mouvoir ses membres ou son corps. Elle était d'ail-

leurs profondément anémique et très faible,
même avant la première attaque d'extase.

Obligé de quitter Paris, je l'ai perdue de
vue et ne sais ce qu'elle est devenue. »

L'observation précédente ayant attiré l'attention de M. Brown-Sequard sur les faits
analogues rapportés par les auteurs, ainsi
que sur les autres singularités relatives à
l'hypnotisme, cet éminent expérimentateur
tenta de fournir une explication rationnelle
et réussit merveilleusement à en faire la dé-
monstration.

V

FOLIE HYSTÉRIQUE

Incoordination des actions et du langage.
Hallucinations.
Impulsion de suicide. — Dispositions érotiques.
Délire avec conscience.

V

FOLIE HYSTÉRIQUE

Incoordination des actions et du langage. — Hallucinations. — Impulsion de suicide. — Dispositions
érotiques. — Délire avec conscience.

A la bizarrerie du caractère, à la mobilité
de l'humeur, à cette tendance maladive qui
porte l'hystérique à rechercher le bruit, à occuper de sa personnalité le monde qui l'en-
toure, s'ajoute un trouble profond, des fonctions intellectuelles, lorsque la maladie
atteint le degré le plus avancé, c'est la folie.

Ces phénomènes psychiques consistent en
accès de manie, de mélancolie, en hallucina-

tions, en impulsions irrésistibles. Le plus souvent le trait dominant du délire, c'est l'incoordination maniaque. La malade, surprise quelquefois au milieu d'une période de santé relative et de calme, d'autres fois à la suite d'une attaque ou d'une série d'attaques, se livre aux actes les plus déraisonnables, tout à coup sans motifs, par une sorte de spontanéité.

Morel rapporte les faits suivants qui font ressortir suffisamment ces caractères :

« Une jeune hystérique dînait avec ses parents; tout à coup elle quitte la table, et son absence prolongée ayant inquiété sa famille, on se met à sa recherche; on la trouve dans un bois voisin occupée à accumuler des pierres pour en faire une espèce d'autel, disant qu'elle va se marier. Elle s'était couronnée de fleurs et avait ôté ses vêtements. — Une autre quitte le bras de son père dans une fête de village et va se plonger dans un ruisseau fangeux. — Une grande et belle fille de 24 ans avait coutume, de temps en temps, de jeter son ouvrage violemment, se levait et ne s'apaisait que lorsqu'elle avait cassé quelques carreaux ou brisé des assiettes. Un jour, elle se leva de table, se saisit d'un vase d'eau bouillante et le versa sans la moindre émotion dans le cou de son père. »

Voici encore, du Dr Morel, une observation plus typique :

« La jeune Elisa C... née d'une mère intelligente, mais d'un père à esprit borné et au tempérament disposé aux convulsions, fut réglée à 12 ans, son caractère a toujours été maussade, capricieux et fantasque, elle n'a jamais fait de caresses à ses parents. Elle pleurait et riait sans motif et se livra de bonne heure à toutes sortes de bizarreries et d'excentricités. Placée chez des demoiselles pour apprendre l'état de couturière, on ne put la garder, tant elle était insolente et grossière en ses paroles. Bientôt se manifesta chez elle la série de ces actes délirants, spontanés, propres à ces malades. Un jour elle se couronna de fleurs, prit une guitare, et annonça qu'elle allait parcourir le monde. Elle se relevait la nuit et lavait son linge dans un vase de nuit; elle avait des accès convulsifs, poussait des miaulements, cherchait à grimper après les murs, devenait dangereuse en ses actes, et tombait ensuite dans la stupeur, l'hébétement et la dégradation extrême. »

Habituellement, dans le cours d'un accès de délire, le langage n'est pas moins bizarre, fantasque, incoordonné que ne sont les actes. Les Drs Bourneville et Régnard en donnent quelques curieuses observations, dont la suivante que nous résumons :

« L... vient d'avoir une attaque. Le délire

apparaît. L... croise les bras, semble réflé-
chir; puis, elle les décroise; sa physionomie
exprime la menace.

« Sale pignouf!... est-il permis? » Elle se
cache la figure dans les mains, croise les
bras, menace de la tête. « Il m'a fait faire du
mauvais sang !... J'irai sitôt que je pourrai...
Tn m'envoies des grenouilles. » Elle ouvre la
bouche, y introduit la main comme pour en
retirer quelque chose: « Il ose encore ! en a-
t-il du toupet? Prends garde! Tu oses venir à
la Salpêtrière... La prochaine fois que tu
viendras!... Pour moi tu ne devrais pas y venir, infâme, lâche ! Tu es un homme capricieux... mes parents m'en ont dit. Tu qualifies
les vices d'un voyou. »

Repos; les bras croisés.

« Toi qui aimes tant ta fille. De quoi? tu es
une mère infâme!... Et mon père t'a par-
donné ! Tu es une sale femme, tu es une

femme mondaine. » Elle pleure, se couvre le visage avec ses mains. « S'il était permis de battre sa mère, je te battrais.., Si je voulais... puis je te dirai quelque chose... Tiens flûte! sale bête !... Tu te figures que je voulais rester novice toute ma vie !... Tu sais bien ce qui te pend au nez... S'il t'a faite noire à mes yeux, il n'a fait que son devoir... Maman ! Vas-tu finir?... Il me met des rats dans le derrière. » Effroi, elle se retourne, repos. »

Les hallucinations des sens tiennent aussi une grande place dans l'histoire de la folie hystérique. Briquet nous fournira un exemple :

« J'ai été appelé, dit-il, pour voir une jeune personne de dix ans qui était déjà hystérique et qui était atteinte de son premier délire. Ce délire lui était survenu après qu'on avait voulu lui faire une ablution à l'eau froide. La vue de l'éponge mouillée lui donna aussitôt une attaque de délire, pendant laquelle elle voyait toujours avec horreur l'éponge s'approcher d'elle, ainsi que l'homme noir qui la tenait. — Elle tendait les bras en avant, comme une personne qui veut éloigner un objet qui l'épouvante et faisait pendant toute son attaque des enfantillages. Les accès de délire se répétèrent tous les jours pendant quelques mois, et toujours sous la même forme; tout objet de couleur foncée ramenait une attaque de délire.

On sait quelle place importante tiennent les animaux dans les hallucinations : ce sont des serpents, des chiens, des loups, des rats surtout, des rats noirs et rouges, car la couleur rouge joue aussi un rôle capital dans ces histoires de délire. Il n'est pas rare que les hallucinations gaies alternent avec les hallucinations tristes. La malade voit alors des personnes amies, des oiseaux, des fleurs, elle entend une musique agréable.

Chez les hystériques, les tendances au suicide sont assez communes, mais il est à remarquer qu'elles apparaissent tout à coup sans motif, ce qui est le contraire dans l'aliénation, où ces idées sont en quelque sorte des déductions logiques de convictions fausses. Du reste, le plus souvent l'hystérique s'arrête en route et le suicide est rarement consommé. Quand elle tente de se suicider, elle ne procède pas comme les autres, elle cherchera à se pendre avec les faveurs roses d'une boîte à bonbons, une autre essàyera de s'empoisonner publiquement, la mise en scène ne fait jamais défaut.

L'érotisme, lorsqu'on le rencontre chez les hystériques, n'est qu'un épisode accessoire du délire. On voit, en effet, parfois des jeunes filles les mieux élevées, les plus réservées avant leur maladie, se prendre d'une passion passagère pour leur médecin ou leur confesseur, s'évanouir au bruit du pas d'un homme, concevoir des idées de mariage, rêver des idées d'union disproportionnée ; mais tout cela d'ordinaire sans suite. L'idée délirante apparaît subitement, disparaît de même avec la mobilité des excitations génésiques passagères des hystériques.

La conscience dans le délire n'est pas rare, au plus fort de l'accès délirant, en effet, des excentricités et des extravagances, des hallucinations, les malades peuvent se ressaisir. Elles avouent alors ne pas savoir ce qu'elles disent, déclarant qu'il n'y a rien de réel dans leurs fausses perceptions; puis elles retombent dans l'état d'où l'on vient de les tirer passagèrement.

L'observation suivante de Brierre de Beaumont est à cet égard très intéressante :

« Mlle S..., âgée de 46 ans, croit que tous les malheurs qui arrivent dans le monde sont causés par elle. Dieu s'est retiré d'elle et l'a abandonnée à Satan. Elle chante, dit des monologues qui sont débités avec une volubilité extrême et de grands éclats de voix. Mlle S... reconnaît et avoue que tout cela est absurde et peut, à juste titre, la faire passer pour folle, mais elle obéit à une force irrésistible qui l'entraîne. A ces grandes exaltations succèdent de fortes crises hystériques, elle se débat en proie à des convulsions très violentes et très longues.

Le spasme a son point de départ dans l'utérus. Lorsqu'on place la main sur cette région, les mouvements de la malade deviennent d'une autre nature, et elle dit elle-même que tout se passe dans son ventre; pendant ces attaques, les figures des assistants se transforment ; elle voit des fantômes hideux, le diable lui apparaît; ses idées de possession sont bien plus vives ; elle pousse des cris perçants, supplie qu'on la délivre de ces apparitions, rit aux éclats, fond en larmes; puis au bout de quelques heures, elle revient à son état habituel.

Il est assez rare que la folie hystérique aboutisse à la démence ; cependant lorsque l'hystérie persiste jusqu'à un âge avancé, il est possible que l'intelligence s'en ressente.

On peut observer encore quelques cas de dégradation passagère, sorte de stupeur plutôt que de démence vraie.

Morel cite le cas suivant :

« Une jeune fille appartenant à une excellente famille de négociants, avait montré, dès l'âge le plus tendre, des dispositions intellectuelles et artistiques on ne peut plus remarquables. Le seul tort des parents avait été peut-être de trop favoriser cette évolution précoce des facultés.

Il faut cependant dire, à la louange de la jeune fille, à peine âgée de 13 à 14 ans, qu'elle portait avec une naïveté enfantine les triomphes que lui valaient sa beauté naissante, les saillies de son esprit et un talent hors ligne pour la musique, lorsqu'un événement inattendu (émotion) vint hâter le développement de la névrose hystérique dont elle portait probablement le germe. Bientôt toute la série des accidents hystériques se succédèrent.

A cinq années de là, dit Morel, invité à voir cette jeune malade, je la trouvai dans le dernier degré de l'idiotisme et du marasme. Elle était fixée dans un fauteuil, au moyen d'une camisole de force, et avait perdu jusqu'à l'instinct d'accomplir ses fonctions les plus naturelles ; elle se souillait de ses ordures et ne conservait plus aucun sentiment de pudeur. Sur ma demande, on ôta la camisole à la pauvre insensée et on la fit descendre au salon; elle promena un regard hébété sur l'assistance, puis, sans proférer une parole, se dirigea automatiquement vers le piano et exécuta assez habilement un morceau de musique que l'on avait placé sous ses yeux; mais cette réminiscence fugitive d'une aptitude acquise n'en amena aucune dans la sphère de l'intelligence et des sentiments .»

Rien n'est plus variable que les conditions dans lesquelles se développe la folie hystérique; l'âge auquel elle apparaît, les causes prédisposantes et immédiates qui en facilitent et en provoquent l'éclosion, les conditions de milieu qui sont propres à l'engendrer et à lui imprimer telle ou telle allure, sont variables à l'infini.

VI

FOLIE ÉPIDÉMIQUE

Possédées et démoniaques. — Les hystériques
du Moyen âge.
Épidémies historiques modernes.
Causes réelles.

VI

FOLIE ÉPIDÉMIQUE

Possédées et démoniaques. — Les hystériques du
Moyen âge. — Epidémies hystériques modernes. —
Causes réelles.

Une des causes les plus puissantes prédisposant au développement de la folie hystérique,
c'est la réunion dans un même établissement
ou une même contrée, de sujets impression-
nables, souvent merveilleusement préparés
à l'éclosion de désordres intellectuels par des
pratiques mystiques.

« Le système nerveux, dit le le Dr Legrand
du Saule, tantôt exalté et tantôt anémié par

un ensemble de circonstances, est rendu sin-
gulièrement apte à subir le contre-coup des
impressions venues du dehors. Que dans un
pareil milieu éclate une étincelle, la folie
hystérique apparaît sous la forme la plus ef-
frayante et la plus grave; la *folie hystérique
épidémique.*

Aux siècles passés, les épidémies d'hys-
terie revêtant les formes les plus variées ont
été très communes; mais le progrès des lu-
mières, en reléguant à l'arrière-plan la
croyance aux phénomènes mystérieux, l'instruction, en atténuant la tendance des esprits
naïfs au mysticisme, ont amené dans nos
mœurs des modifications telles que l'hystérie
épidémique est devenue une curiosité patho-
logique.

En 1374, dit Hacker, on voyait arriver
d'Allemagne à Aix-la-Chapelle des troupes
d'hommes et de femmes qui, réunis par un

délire commun, offraient au peuple, dans les rues, dans les églises, cet étrange spectacle: se tenant par la main, et emportés par leurs sens, dont ils n'étaient plus maîtres, ils dansaient des heures entières, sans être intimidés par les assistants, jusqu'à ce que épuisés, ils tombassent à terre.

A la même époque, sévissait en Italie *le tarentisme*, ainsi désigné, parce qu'on avait attribué l'affection à la morsure d'une araignée, la Tarentule.

« Les malades, dit Hecker, éprouvaient une altération sensible de la faculté visuelle et de la faculté auditive; d'autres perdaient l'usage de la parole. La flûte et la guitare leur procuraient des soulagements, alors comme réveillés d'un sommeil magique, ils ouvraient les yeux, se mouvaient d'abord lentement et en mesure, puis ils étaient entraînés à une danse passionnée. »

En 1491 éclatait chez des moinesses de Cambrai une épidémie de possession démoniaque. En 1550, au couvent d'Ubertet, dans le comté de Horn, les religieuses, après avoir passé 50 jours de carême sans prendre d'autre aliment que du jus de raves et s'être livrées à des pratiques exagérées, furent prises de convulsions et de délire démoniaque. Dès lors on vit ces femmes se livrer aux actes de la plus scandaleuse irréligion, jurer, proférer des blasphèmes, tenir des discours licencieux et se livrer aux plus bizarres contorsions.

Au couvent de Sainte-Brigite, près de Xante, en 1552, une jeune nonne ayant été affectée d'accidents hystériques, à la suite de la prise de voile, la névrose se propagea dans le monastère et s'y maintint pendant plus de 10 ans, se traduisant par des bêlements et des spasmes convulsifs.

En 1554, à Rome, dans un asile d'orphelins, plus de 80 jeunes filles furent prises de convulsions et de délire.

A Amsterdam, en 1566, cinquante enfants au-dessus de 12 ans, filles et garçons, avaient des attaques convulsives, avalaient ce qui leur tombait sous la main, grimpaient sur les murailles, sur les toits comme des chats.

Les épidémies d'hystérie les plus célèbres, sont celles des Ursulines de Loudun, en 1634. — Des religieuses de Louviers en 1642. — Celle des couvulsionnaires de Saint- Médard en 1727.

En 1774, l'hystérie épidémique qui avait à peu près disparu sous l'influence des grands écrivains de cette époque, Voltaire, Diderot, d'Alembert, trouva un aliment nouveau dans les inventions et les pratiques charlatanesques des magnétiseurs, tels que Geisser et Mesmer.

En 1848 même, des épidémies d'hystérie se sont développées, la maison des détenus du Bon Pasteur à Amiens, vit éclater parmi les détenus, les infirmiers, les sœurs, des phénomènes nerveux, insolites. La mémoire et l'intelligence étaient profondément troublées, les malades déliraient, tombaient en extase et en catalepsie.

Il y eut aussi en Bretagne et en Suède, de 1841 à 1842, des épidémies analogues.

En 1860, à Belfort, à Dallymène, à Dallyclore en Irlande, des scènes analogues à celles dont les couvents catholiques avaient été le théâtre, eurent lieu dans les assemblées de fidèles protestants. Le Dr John Chapman résume ainsi les symptômes qu'il a constatés: « Cri affreux, chutes à terre, suffocation, oppression, respiration haletante, tremblement, convulsions, secousses, danse, évanouissement, stupeur, insensibilité, catalepsie, extase, vision, perte temporaire de la parole, de l'ouïe, de la vision, paralysie, etc.

A Morzines, petite commune de la Haute-Savoie, éclatait en 1861 une épidémie d'hystérie démoniaque.

Les habitants de ce village sont doux, honnêtes, dévots, invinciblement attirés vers le merveilleux; peu intelligents déjà, leur jugement est encore obscurci par une foule de croyances absurdes.

A la fin de l'année 1860, le nombre total des malades ayant eu des crises convulsives s'élève à cent dix. Le Dr Constans, inspecteur général du service des aliénés, arrivait à Morzines, chargé d'une mission officielle. Il trouva la population entière dans un état de profonde dépression, chacune s'attend à être envahie par quelque diable. Une profonde irritation règne dans le cœur de toutes contre les sorciers, auteurs du mal!

Le Dr Constans constate que les malades sont la plupart célibataires, hystériques, anémiques et scrofuleuses; leur appétit est capricieux, leur sommeil inconstant et léger. Paresseuses, loquaces, exaltées et fantasques, elles se réunissent entre elles, jouent aux cartes et masquent l'insuffisance de leur alimentation par un usage immodéré de café noir.

La crise est caractérisée par des cris, des vociférations, des jurements, la physionomie s'injecte, se revêt de l'expression de la fureur. L'agression commence; meubles, chaises sont lancés sur les assistants; puis les convulsionnaires se jettent sur les parents, les étrangers, les frappent, se frappent elles-mêmes, se meurtrissent la poitrine, se tournent, se retournent, se renversent et se relèvent comme par une détente de ressort. La crise dure de 10 à 25 minutes.

Le médecin tenta quelques médications mais sans succès, les convulsionnaires étaient tellement persuadées que tout médicament était plus nuisible qu'utile. Aussi modifia-t-il sa tactique et toute sa thérapeutique se borna aux prescriptions que voici: changement du curé de Morzines, envoi d'une brigade de gendarmerie et d'un détachement d'infanterie. — La population fut intimidée, et l'épidémie finit par disparaître.

A l'origine de toutes ces épidémies, on retrouve toujours deux conditions qui dominent la cause: l'une, qui reste constamment la même, c'est cette impressionnabilité, cette prédisposition aux crises nerveuses si communes chez la femme; l'autre variée, c'est une cause d'excitation susceptible de mettre en jeu la prédisposition. Ici c'est la foi religieuse, secondée par les pratiques du mysticisme, c'est l'ascendant puissant que va exercer sur les imaginations maladives, grâce aux charmes de sa personne, à l'éloquence de ses prédications, aux vertus qu'on lui suppose, un directeur quelconque.

Ailleurs, c'est la croyance naïve aux effets d'un agent nouveau, tel que le fluide magnétique, plus ou moins habilement exploitée.

Il faut encore y joindre cette imitation qui s'empare des hystériques à un si haut degré, l'émotion produite par les pratiques arriérées d'exorcisme, les prières en commun, les jeûnes, etc. Et l'on aura le secret de la diffusion dans une ville, dans une contrée de la persistance souvent longue des phénomènes hystériques.

FIN

TABLE ANALYTIQUE

NOUVELLE LIBRAIRIE MÉDICALE
39, *rue de Trévise, à Paris*

Collection à 1 franc le volume

N° 5

LA PÉDÉRASTIE

La prostitution pédéraste, le chantage, exemples. Les mœurs des pédérastes, caractères extérieurs. — Pédérastes actifs et passifs. — Observations médico-légales. — Les signes de la pédérastie. — Déformations de l'anus et de la verge. — Les uranistes dans la société. — Leur caractère morbide. — Perversion et perversité. — Le dégoût de la femme. — Les invertis-nés et les invertis occasionnels. — Les causes.

N° 6

L'AMOUR ET L'ACCOUPLEMENT

Les organes génitaux de l'homme et de la femme, leur description et leurs fonctions. — Le sperme. — Les ovaires et l'ovulation. — La puberté et la nubilité. — Le mécanisme du coït. — La volupté. — L'appétit vénérien. — Modes divers d'accouplement. — La recherche de la volupté. — L'orgasne vénérien. L'éjaculation.

NOUVELLE LIBRAIRIE MÉDICALE
39, *rue de Trévise, à Paris*

Collection à 1 franc le volume

N° 7

LA PROCRÉATION

Le mécanisme de la fécondation, rencontre du sperme et de l'ovule, leur fusion, le germe, historique de la question. — Théories anciennes. — Moment propice à la fécondation. — La grossesse, signes certains ou incertains. — Début, progression. — Indication des sexes. — L'accouchement, les douleurs. — Description et terminaison. — L'accouchement chez tous les peuples, postures et pratiques. — Les jumeaux. — Comment se forment les monstres. — Les envies, ce qu'elles sont. — Nains et géants. — Cas d'enfants extraordinaires.

N° 8

LA MENSTRUATION

La matrice et les ovaires, apparition des règles, causes des règles, l'ovule et l'ovulation, chute de l'ovule, congestion des organes, durée des règles, complications. — L'âge critique, son début, son caractère. — Accidents et maladies. — Influence de l'âge critique sur l'économie générale.

NOUVELLE LIBRAIRIE MÉDICALE

39, rue de Trévise, à Paris

Collection à 1 franc le volume

N° 9

Impuissance et Stérilité

L'impuissance chez l'homme, par défauts de désirs, par dégoût, par défaut d'érection complète, par défaut de conformation. — Stérilité par défaut d'éjaculation, par absence de sparmatozoïdes. — Impuissance chez la femme par vaginisme, par vice de conformation. — Stérilité occasionnelle et momentanée, absence de règles par maladies.

N° 10

L'HERMAPHRODISME

Définition et variétés. — Historique. — Les neufs sortes d'hermaphrodisme. — Malformation masculine et féminine. — Exemples. — Formation des hermaphrodites. — Les hermaphrodites devant la loi. — Mariage. — Erreur de personne. — L'état-civil des hermaphrodites. — Erreur de déclaration. — Les cas célèbres. — L'appétit sexuel chez les hermaphrodites. — L'infantilisme. — Arrêt de développement. — Le féminisme. — L'homme-femme. — La femme-homme. — Les Gynécomastes ou hommes à mamelle avec sécrétion lactée. — Types de Gynécomastes. — Arrêt du développement des testicules. — Exemples.

Collection à 1 franc le volume

N° 13

L'HYSTÉRIE

Son histoire. — Les hommes hystériques. — Caractère de l'hystérie, sa fréquence et ses causes. — Ses degrés. — Ses accès, débuts et durée. — Observations. — La folie hystérique, définition et caractère. — La Salpêtrière. — Cas célèbres.

N° 14

L'Hypnotisme

Son histoire. — Les magnétiseurs. — Le somnambulisme. — Les hystériques et l'hypnotisme. — Sujets hypnotisables. — Procédés employés pour produire la léthargie, la catalepsie et la contracture. — Curieux exemples de ces divers états. — La suggestion, l'hypnotisé assassin, son réveil. — Oubli complet de l'acte. — Obéissance passive. — L'hallucination. — Curieuses observations.

NOUVELLE LIBRAIRIE MÉDICALE
39, *rue de Trévise, à Paris*

Collection à 1 franc le volume

N° 17

HYGIÈNE ET RÉGÉNÉRATION

Les forces sexuelles de l'homme, leur conservation par l'hygiène. — La sécurité en amour, moyens d'y pourvoir. — Les forces affaiblies rendues sans dangers. — L'hygiène de la femme amoureuse. — Beauté du corps, conservation des seins, leur blancheur et leur fermeté; tonicité des organes génitaux. — Recettes et procédés.

N° 18

L'AVORTEMENT

Avortement naturel spontané. — Les causes acquises ou héréditaires. — Avortement accidentel. — Causes, émotions morales. — Maladies. — Ebranlements physiques. — Avortement provoqué. — Médecine légale. — Fait matériel. — Intention. — Conséquences. — Preuves. — Le produit de la conception. — Simulation. — Manœuvres abortives. — Coups, chûtes, tamponnements. — Drogues.

LE CHICHI

ALBUM GRAND FORMAT

Orné de 75 illustrations
suggestives
obtenues par
la Photographie
d'après nature

Prix : **1** Franc

OFFENSTADT et Cie

39, RUE DE TRÉVISE, 39

PARIS

parition de la vérole ; Résultat néfaste de la débauche sur les grands.

V. LA VOLUPTÉ DANS SES RÉSULTATS SUR LA SANTÉ ET LA VIE HUMAINE. — La lâcheté et la férocité engendrée par la volupté ; Effets des abus volupteux sur la fécondité ; Le sperme stimulant de l'économie générale ; La femme plus voluptueuse que l'homme.

VI. CHASTETÉ ET CONTINENCE. — Impuissance temporaire ; Là chasteté absolue ; Le célibat contraire à la femme ; L'abus des fonctions génitales et l'intelligence ; L'érection rebelle à la volonté.

VII. RAPPORTS DES SENS AVEC LES ORGANES GÉNITAUX. — Le toucher, influence des caresses ; L'odorat, effets voluptueux des parfums et de certaines excrétions ; Le goût, Les baisers ; Aberrations singulières de ce sens.

IX. LA VOLUPTÉ ET LA PUDEUR. — La pudeur sert de frein à la violence ; Fragilité de la pudeur ; La pudeur excite la volupté et la prépare : Dispositions nécessaires à la conservation de l'espèce.

XII. LA FÉCONDATION ET LA VOLUPTÉ. — Les cinq groupes des actes de la génération ; La volupté n'est pas nécessaire chez la femme.

XIII. AFFECTIONS MORALES : PEINES D'AMOUR. — La jalousie chez l'homme et chez la femme ; Jalousie intéressée ; Nymphomanie et crotomanie consécutives à la jalousie ; Exemple d'érotomanie ; Erotomanie mystique ; La monomanie du suicide ; Observation médicale.

XIV. AMOUR ET VOLUPTÉ DANS LES TEMPÉRAMENTS ; INFLUENCES. — L'homme sanguin ; Le bilieux ; Le mélancolique ; Le lymphatique ; La femme lymphatique sanguine ; La blonde et la brune ; Variétés dans les types ; Influence de l'alimentation ; Influences climatériques ; Les citadins et les paysans.

XV. AMOUR IDÉAL, AMOUR MATÉRIEL. — L'amour dans les passions ; L'amour dans la vie sociale et l'amour purement physique.

Franco contre mandat-poste de **4 francs**

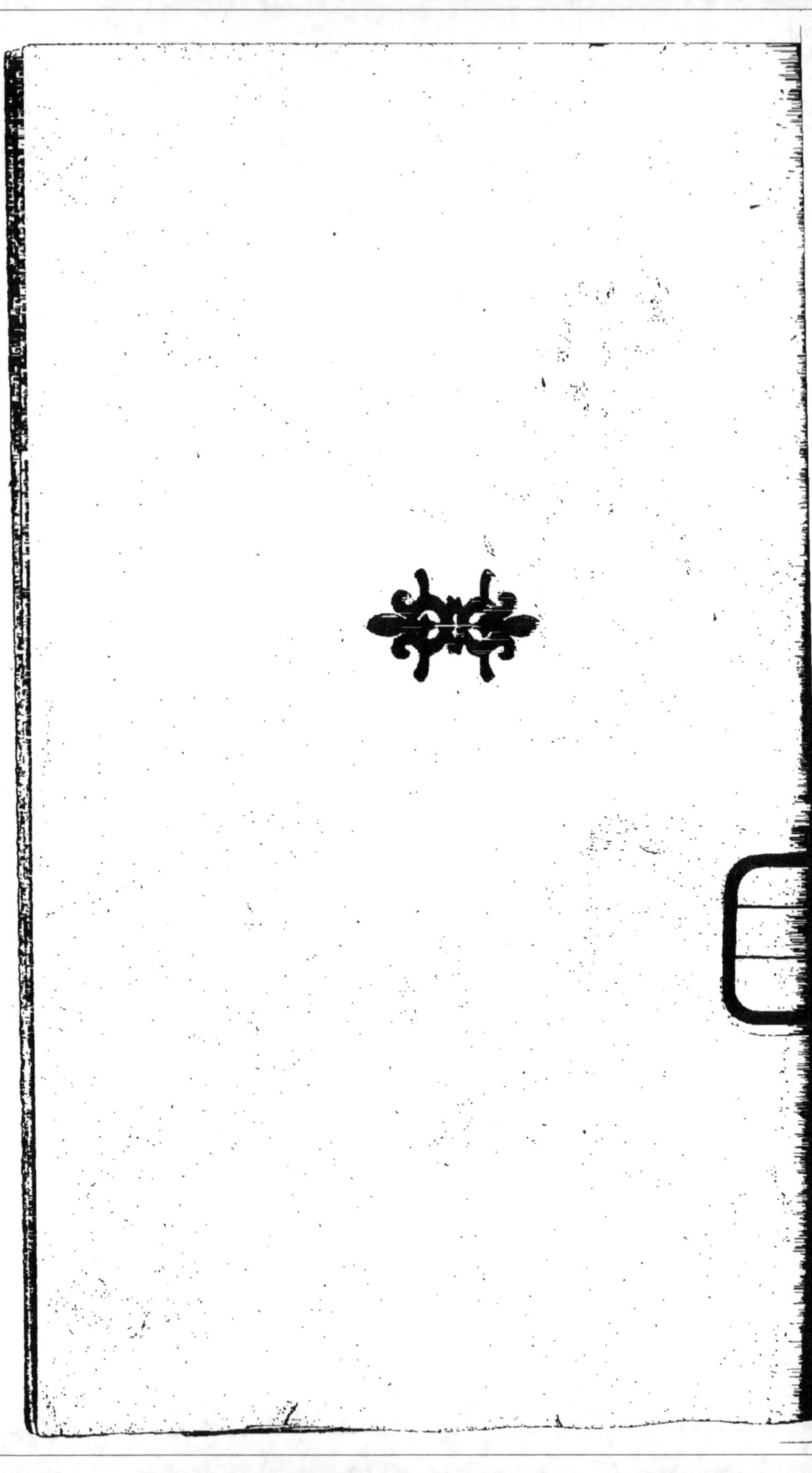